Möhren

Es war Montag. Montage konnte Lisa noch
nie leiden. Sie schnitt Möhren in kleine
Scheiben. Das war eine Aufgabe, die sie
hasste.

Zwar musste sie ständig irgendwelches
Gemüse klein schneiden, aber gerade
Möhren konnte sie nicht leiden. Die
Scheiben waren so klein, dass man in der
Schüssel, in die sie sie warf, fast überhaupt
keinen Fortschritt erkennen konnte.
In solchen Momenten fing sie immer an, sich
selbst Vorwürfe zu machen. „ Wenn du in
der Schule nicht aufpasst, wirst du
hinterher Putzfrau" hatte ihre Mutter
immer gesagt.
Lisa ist zwar trotz ihres ziemlich miesen
Schulabschlusse nicht Putzfrau geworden.
Allerdings hat sie auch keine
abgeschlossene Ausbildung und arbeitete
seit Jahren in der Mensa des hiesigen
Stahlwerks als Küchenhilfe.

1

Das war aus Lisas Sicht aber nicht wirklich besser als Putzfrau zu sein. Inzwischen war sie 41 Jahre alt und es war auch keine berufliche Verbesserung in Sicht.

Eigentlich arbeitete sie trotz der stupiden Arbeit und der lausigen Bezahlung recht gern in der Küche. Hier war sie nicht allein. Auch ihre beste Freundin Anja arbeitete hier. So konnten sie oft gemeinsam über Besucher der Kantine und ungeliebte Kollegen lästern, was beiden Frauen einen riesigen Spaß bereitete. Außerdem konnte Lisa so ihrem Ehemann Holger aus dem Weg gehen, der inzwischen seit fast zwei Jahren durchgehend arbeitslos war und ihr zu Hause oft ganz schön auf die Nerven ging.

Meistens war er recht betrunken und daher lief auch im Schlafzimmer fast gar nichts mehr. Das störte Lisa am meisten. Sie liebte Sex und sah auch nicht ein, darauf verzichten zu müssen. Zwar versuchte sie immer wieder, Holger wieder auf den Geschmack zu bringen, aber meistens erfolglos. Erst gestern hatte sie ihm, als er abends müde auf dem Sofa vorm Fernseher gesessen hatte, in die Jogginghose gegriffen, seinen Penis herausgefischt und zärtlich daran herumgelutscht. Holger hatte sich dagegen zwar nicht gewehrt und sie einfach an seinem Glied saugen lassen, biss ihr sein Sperma in den Mund gespritzt war, aber Lisa hatte er dabei auch nicht verwöhnt. Sie schluckte sehr gern seinen Samen und fand den Geschmack auf ihrer Zunge toll, aber auch sie wollte mal wieder zum Höhepunkt gebracht werden.

Früher war Holger sehr geschickt mit der Zunge gewesen und hatte damit oft ausführlich ihre Klitoris und die Schamlippen verwöhnt, bis sie klitschnass im Schritt war und vor Erregung laut schrie. Inzwischen passierte von ihm aus aber gar nichts mehr.

Lisa war jetzt endlich fertig mit den verhassten Möhren und deponierte die Schüssel neben dem Gasherd bei den anderen vorbereiteten Kochzutaten. Danach stellte sie sich neben Anja an die

Arbeitsplatte und half ihr, Zwiebeln klein zu schneiden.

Anja wischte sich mit dem Ärmel ihrer Bluse ein paar Zwiebeltränen von den Wangen. „Und, wie war es gestern?" wollte sie wissen.

„Scheisse halt, wie immer. Ich hab' ihm einen geblasen, aber er hat wieder nur besoffen vor der Glotze gesessen und nichts gemacht."

„Toll. Kriegt er dabei denn wenigstens noch ein richtiges Rohr?"

„Das schon. Er hat echt einen riesigen Schwanz. Und gespritzt hat er auch ganz schön viel.
Wenn er jetzt noch so einen kleinen Hängepimmel hätte, zusätzlich zu diesem Scheiß-Verhalten, dann hätte ich ihn schon längst rausgeschmissen.
Das dicke Rohr ist der einzige Grund, warum der Penner noch da ist. Ich hoffe halt

immer noch irgendwie, dass er sich wieder ändert."

„Hast du ihm auch gesagt, dass er es dir mal wieder richtig besorgen soll?"

„Sicher, aber er tut dann immer so, als hört er es nicht. Oder er sagt, ich motze immer nur an ihm rum.
Und, tut sich bei dir was in letzter Zeit?"

„Vergiss es. Marco ist ja jetzt nach Köln gezogen wegen dem Koch-Job in diesem Schwuchtel-Club.
Und sonst habe ich ja keinen zum Ficken.
Ich steck' mir jeden Abend den Dildo in die Möse."

Marco war bis zur letzten Woche Koch in der Mensa gewesen. Wegen der schlechten Bezahlung hatte er aber gekündigt.
Anja hatte ihn abends gern mal mit nach Hause genommen und die Nacht mit ihm verbracht.

„Mist, stimmt ja. Dann müsste aber doch heute eigentlich der neue Koch anfangen, oder?" fragte Lisa.

„Eigentlich schon. Ich bin jetzt echt gespannt, ob der auch so süß ist. Ich könnte echt mal wieder einen richtigen Schwanz gebrauchen..."

Gemeinsam schnitten sie die Zwiebeln fertig. Danach verließ Anja die Küche und putzte noch einmal über die Tische im Restaurant-Bereich.
Lisa begann, die Großküchen-Spülmaschine umzuräumen.
Dann ging die Tür auf und ein junger Mann betrat die Küche.
Lisa schaute ihn interessiert an. Er war bestimmt höchstens 25 Jahre alt, hatte kurze dunkelblonde Haare und strahlende, blaue Augen.
Lisa fand ihn auf Anhieb unheimlich süß.

„Kann ich helfen?" fragte sie freundlich.

„Das wäre toll. Ich heiße Marcel. Und ich soll hier heute kochen."

„Ich bin Lisa. Komm mit, ich zeig' dir alles."

Lisa führte ihn durch die ganze Küche, zeigte ihm Waschraum, Umkleidebereich und Toiletten. Dann stellte sie ihm Anja und Gerd, den zweiten Koch, der gerade hereinkam, vor. Gerd war für Lisas Geschmack etwas zu klein und zu dick, aber er war immer freundlich.

Anja schien etwas enttäuscht vom neuen Koch zu sein. Sie war zwar nett zu ihm, aber viel zurückhaltender als sonst.

Als damals Marco neu angefangen hatte, hatte Anja ihn sofort ganz intensiv angeflirtet. Damals hatte sie ihn direkt am ersten Tag nach Feierabend in den Waschraum gezerrt und ihm so offensiv ihre nackten Brüste präsentiert, dass Marco gar keine andere Wahl geblieben war, als mit ihr zu schlafen.

Als Lisa später am Nachmittag gemeinsam mit Anja die Küche putzte, fragte sie interessiert nach.

„Was hast du denn gegen Marcel? Der ist doch total niedlich."

„Ich hab' doch gar nichts gegen ihn."

„Erzähl' doch keinen Quatsch, Anja. Du machst einen Riesenbogen um ihn. Sonst fängst du doch immer sofort an zu baggern...."

„Ok, ich geb's ja zu. Marcel ist echt putzig. Ich könnte den Typen sofort komplett auslutschen.
Aber er ist doch viel zu jung für mich. Der lacht sich doch kaputt, wenn ich alte Schachtel anfange, ihn anzumachen."

„Du spinnst, Anja. Du bist gerade mal 43 und siehst absolut hammermäßig aus. Wenn ich ein Kerl wäre, würde ich dich sofort in die Büsche zerren..."

Lisa überlegte kurz, ob sie wirklich weiterreden sollte, aber dann traute sie sich doch.

„.....Um ehrlich zu sein, finde auch ich als Frau dich unheimlich geil....."

Anja schaute sie überrascht an: „Das meinst du doch nicht ernst, oder?"

„Doch. Was glaubst du, wie oft ich schon davon geträumt habe, an dir rumzuspielen..."

Lisa war inzwischen knallrot. Anja war schon seit über zehn Jahren ihre beste Freundin. Sie konnten wirklich über alles reden. Aber wie Anja auf das reagieren würde, was sie ihr jetzt gerade erzählt hatte, konnte sie überhaupt nicht einschätzen.

„Würdest du dich das echt trauen?" fragte Anja unsicher, aber offenbar auch interessiert.

„Vielleicht...ich glaube schon..." meinte Lisa etwas kleinlaut.

„Ok, ich finde dich auch klasse. Aber ich muss erst mal drüber nachdenken…" stotterte Anja unsicher.

Außer den beiden Frauen war inzwischen niemand mehr in der Mensa.

Sie standen sich nun wortlos gegenüber. Anja musterte Lisa von oben bis unten.

Lisa sah toll aus mit ihren schulterlangen blonden Haaren. Sie hatte eine tolle, schlanke Figur mit recht großen, festen Brüsten und ein Becken, das an genau den richtigen Stellen die richtigen Kurven aufwies. Am besten gefiel Anja aber Lisas Gesicht. Ihre Lippen waren sinnlich geschwungen und nicht zu dünn und die blauen Augen strahlten so intensiv durch die dünne Nickelbrille, dass Anja sofort gute Laune bekam, wenn sie Lisa sah.

„Ok, ich habe genug nachgedacht", sagte sie dann überzeugt.

Lisa schaute sie etwas überrascht und schüchtern an.

Anja übernahm jetzt einfach die Initiative. Sie löste die Schleife von Lisas Schürze und entfernt das störende Kleidungsstück schnell, indem sie sie über Lisas Hals nach oben weg zog und dann einfach zu Boden warf. Dann begann sie langsam, die weiße Bluse darunter aufzuknöpfen. Als alle Knöpfe geöffnet waren, schob sie langsam, aber bestimmt jeweils eine Hand unter die Körbchen von Lisas BH. Sie kraulte und massierte sanft die großen, weichen Brüste. Dann fasste sie hinter Lisas Rücken und öffnete geschickt den Verschluss des störenden Kleidungsstücks. Nun konnte sie einfach den BH nach oben schieben und die Brüste komplett freilegen.

Anja fing jetzt an, Lisas Brustwarzen mit ihrer Zunge zu liebkosen.

Die Zungenspitze kreiste langsam um die Nippel, die vor Erregung immer härter wurden, herum.

Lisa hatte zwar eigentlich angefangen, Anja ihre Gefühle einzugestehen, aber sie hatte noch nicht den Mut, selbst aktiv zu werden.

Sie stand einfach regungslos da und lies es geschehen.

Anja hingegen hatte inzwischen so großen Gefallen daran gefunden, Lisa zu verwöhnen, dass sie sich nicht mehr bremsen lies.

Sie kniete sich vor Lisa auf den Boden und schob ihren Rock langsam nach oben.

Lisa trug darunter einen hauchdünnen pinken Slip, durch den sich ihre Schamlippen deutlich abmalten. Anja streichelte an dieser Stelle über den Stoff und merkte dabei, dass der Stoff des Höschens schon ganz nass war. Das war die Bestätigung, die Anja noch gefehlt hatte. Jetzt wusste sie, dass Lisa die Situation genau so genoss wie sie selbst.

Um keine weitere Zeit zu verschwenden, zog sie den Slip einfach herunter und lies ihn auf Lisas rote, hochhackige Schuhe fallen. Dann begann Anja, Lisas Klitoris mit ihrer Zungenspitze zu umkreisen.

Lisa wurde ganz unruhig und begann, erregt zu stöhnen.

Anja nahm dann die Hand ihrer Kollegin, setzte sich auf den kalten Fliesenboden und zog Lisa ebenfalls nach unten und schubste sie geradezu um, so dass Lisa auf dem Rücken lag und instinktiv ihre Beine etwas spreizte.

Danach suchte Anja etwas, was etwa die Größe eines männlichen Gliedes hatte. Sie wusste ja, dass Lisa schon lange keinen richtigen Sex mehr bekommen hatte und wollte nun zumindest einen akzeptablen Geschlechtsverkehr für sie simulieren.

Nach kurzem Suchen viel ihr Blick auf einen Bund Möhren, der noch unverarbeitet im Regal unter der Arbeitsplatte der Großküche herumlag. Anja wählte die größte Karotte und zog sie aus dem Bund heraus. Dann nahm sie die Spitze dieser Möhre selbst in den Mund und leckte sie mit ihrer Zunge an, damit sie möglichst nass wurde.

Sie schob die glitschige Karotte vorsichtig zwischen Lisas Schamlippen. Lisa quietschte regelrecht vor Begeisterung. Da die Resonanz so positiv war, schob Anja die Möhre nun zunächst recht tief in Lisas Vagina hinein und zog sie kurz danach wieder zurück. Dann stieß sie mit dem immer glitschiger werdenden Gemüse immer wieder zu.

Lisa fing an zu kreischen. „Ja, gib's mir mit dieser Scheiß-Möhre."

Anja lächelte. Es bereitete ihr riesige Freude, ihre beste Freundin leidenschaftlich zu verwöhnen. Sie bewegte die Karotte in ihrer Hand immer schneller. Anja konnte sehen, wie sich auf Lisas Schamlippen vor Erregung immer mehr Tröpfchen bildeten und an den nassen Oberschenkeln zum Fliesenboden herunterliefen.
Lisa stöhnte immer lauter und fing immer mehr an, zu zucken und zu zappeln. Dann kreischte sie laut los. Einen solchen Orgasmus hatte sie bestimmt schon lange nicht mehr erlebt. Sie blieb einfach auf dem Rücken liegen, atmete schnell und sah glücklich aus.
Anja zog die klitschnasse Möhre heraus und begann, sie abzulecken. Bisher hatte sie sich nur mit männlichen Geschlechtsteilen so

ausführlich beschäftigt, aber der
Geschmack dieser Karotte gefiel ihr
unheimlich gut.

Lisa hatte sich etwas erholt. Jetzt wollte
sich bei Anja revanchieren. Sie schob daher
zurück, bis nun Anja auf dem Rücken lag.
Dann kniete sie sich rückwärts direkt über
Anjas Kopf und begann, beide Händen in
ihren Ausschnitt unter den BH zu schieben.
Dort begann sie, ausführlich aber doch
sanft, Anjas Brüste zu massieren.

Anja genoss das Gefühl. Sie konnte ihren
Blick nicht von Lisas Vagina abwenden, die
sich nur wenige Zentimeter über ihrem
Gesicht befand. Sie versuchte, die
Schamlippen zu erreichen. Als sie ihren
Kopf leicht anhob, schaffte sie es aus. Sie
umspielte die nassen Schamlippen erneut
mit der Zungenspitze.

Lisa fing nun an, den Gürtel und
Reißverschluss von Anjas hautenger
Jeanshose zu öffnen. Als sie das endlich
geschafft hatte, schob sie vorsichtig eine
Hand unter den gerade freigelegten Slip,
der sich auch schon ziemlich feucht
anfühlte. Lisa tastete zärtlich Anjas Klitoris

und Schamlippen ab. Anja fühlte sich zwischen den Schenkeln toll an. Alles war nass und unheimlich glatt. Lisa konnte nicht ein einziges Haar spüren. Anja musste sich kurz vorher rasiert haben.

Lisa schob jetzt den störenden Stoff der Jeanshose und des Schlüpfers bis zu Anjas Knien runter, beugte sich so weit nach vorn, bis sie den kompletten Intimbereich zärtlich küssen und lecken konnte.

Anja, die durch Lisas Vorbeugen nun deren nasse Vagina fast ins Gesicht gedrückt bekam, genoss diese Situation. Sie schleckte genüsslich zwischen Lisas Oberschenkeln herum und spürte gleichzeitig auch Lisas Zunge, die sich geradezu in ihre Vagina hineinbohrte. Denn auch Lisa war nicht untätig. Sie hatte gerade keine Möhre griffbereit und wollte ihre Position auf gar keinen Fall verlassen, um sich eine zu holen. Daher schob sie einfach zunächst ihre Zungenspitze und, als sie an Anjas erregten Zuckungen merkte, dass dieser die Behandlung offenbar gut gefiel, auch noch ihren Mittelfinger so tief zwischen die glitschigen Schamlippen, wie sie nur konnte. Anjas Vagina fühlte sich unheimlich nass und warm an. Es war ein tolles Gefühl an Lisas Finger. Da noch etwas Platz zu sein schien, schob sie einfach noch den Zeigefinger und kurz darauf auch den Daumen in Anja hinein. Als Lisa am Zucken und Stöhnen merkte, dass Anja mehr wollte, begann sie ihr Handgelenk immer schneller zu bewegen. Die Finger flutschten nur noch vor und zurück. Dabei entstand ein schmatzendes Geräusch, welches Lisa unglaublich gut gefiel. Nach kurzer Zeit lagen beide Frauen nebeneinander müde und zufrieden auf dem Boden.

„Das hätte ich heute morgen nicht geglaubt, dass dieser Tag so geil endet" meinte Lisa.

„Das war der Hammer. So was habe ich noch nie erlebt. Du kannst viel geiler lecken als alle Kerle, die ich kenne," fand Anja.

„Und ich fand Möhren noch nie so toll wie heute" beschloss Lisa.

„Du bist so eine tolle Frau. Du darfst dich von diesem Scheiss-Kerl nicht so kacke behandeln lassen" fand Anja.

„Das stimmt. Aber ab und zu brauche ich einen richtigen Schwanz. Und Holger seiner ist wirklich der Hammer..."

„Ok. Also, ich habe eine coole Idee, wie wir beide viel geilen Spaß kriegen und Holger dich demnächst wieder so vögelt, wie sich das gehört.
Das klappt aber nur, wenn du einverstanden bis", sagte Anja.

Lisa war echt gespannt.

Ein Tag voller Überraschungen

Es klingelte.

Holger schaute müde auf den Radiowecker
auf dem Nachttisch. Es war schon fast halb
elf.
Meistens stand er morgens zumindest kurz
gemeinsam mit Lisa auf, um mit ihr
gemeinsam einen Kaffee zu trinken, bevor
sie dann zur Arbeit ging.
Heute hatte er das aber schon wieder
verschlafen. Das kam in letzter Zeit leider
öfters vor. Lisa war schon weg.

Holger begann, unter dem auf dem Laminat-
Boden liegenden Stapel Kleidungsstücke vom
Vortag seinen Bademantel zu suchen.

Es klingelte schon wieder.

Holger war genervt. Er ging davon aus, dass
es der Briefträger war, um irgendeine per
Einschreiben verschickte Mahnung

persönlich abzugeben. Üblicherweise warf der Briefträger aber nach spätestens zwei erfolglosen Klingelversuchen eine Abholkarte durch den Briefschlitz der Haustür und störte dann nicht weiter.

Als Holger endlich seinen Bademantel gefunden und angezogen hatte, klingelte es mindestens zum dritten Mal.
Müde trottete er zur Tür, um irgendwelche unerfreuliche Post entgegenzunehmen.

Er öffnete die Tür und war überrascht.
Dort stand Anja, Lisas Arbeitskollegin.

Anja schubste ihn einfach zur Seite und kam schwankend herein. Sie sah etwas übernächtigt aus. Ihre Kleidung war knitterig und in ihrer Hand befand sich eine Flasche mit irgendeinem branntweinhaltigen Getränk.

„Ich muss zu Lisa. Hol' sie schnell her", sagte sie bestimmt.

„Lisa ist schon auf der Arbeit. Solltest du um diese Uhrzeit nicht auch schon längst in der Kantine sein?" fragte Holger neugierig.

„Oh, ist es schon so spät. Kacke, dann muss ich mich wohl krank melden. Heute trinke ich aber nichts mehr."

Anja stellte die Schnapsflasche auf den Couch-Tisch und schwankte dann wieder zur Haustür raus.
Holger schloss die Tür. Dann setzte er sich aufs Sofa und fischte sich vom Couch-Tisch eine Zigarette aus der Schachtel.

Als er sich das Feuerzeug griff und den Glimmstengel anzündete, fiel sein Blick auf die Flasche, die Anja gerade stehen gelassen hatte.
Es war ein teurer und hochprozentiger Aquavit. Die Flasche war noch etwa halbvoll. Holger griff danach, schraubte den Deckel ab und roch daran. Es duftete intensiv nach Kümmel und Alkohol. Er hätte nie gedacht, dass Anja so etwas trinken würde, obwohl er selbst diesen Schnaps wirklich liebte. Nur

kaufte er ihn nie, weil der Preis ihn abschreckte.

In diesem Moment war Holger die Uhrzeit egal. Er setzte die Flasche an, nahm einen kräftigen Schluck und ließ das edle Getränk genüsslich die Kehle hinunter gleiten.

Vor ihr lag ein riesiger Berg aus
Fleischstücken.
Lisa tunkte die Stücke einzeln zunächst in
Eigelb, dann in Mehl und schließlich in
Semmelbrösel.
Normalerweise hasste sie es, wenn
Jägerschnitzel auf der Speisekarte
standen. Es machte ihr schon keinen Spaß,
diese Unmengen von Schnitzeln zu panieren.
Aber noch viel schlimmer war es,
nachmittags die Sauerei in der Küche
wieder zu beseitigen.
Heute machte ihr das Panieren aber
überhaupt nichts aus. Sie war einfach nur
aufgeregt und gespannt, wie sich dieser Tag
noch entwickeln würde.

Lisa war heute Morgen schon sehr früh
aufgestanden. Sie hatte schnell ein paar
Klamotten in eine Tasche gepackt und war
so leise aus dem Haus geschlichen, dass
Holger nicht aufgewacht war.
Dann war sie zu Anja gefahren, wo diese ihr
den Wohnungsschlüssel überreicht hatte.

Lisa hatte Anja dafür den Schlüssel für ihr kleines Reihenhaus gegeben.
Danach war sie weiter zur Mensa gefahren, wo sie nun vor ihren Schnitzeln stand.

Lisa wusste nicht genau, was Anja mit Holger vorhatte, aber sie hatte ihr die Erlaubnis gegeben, alles zu tun, was nötig war, um aus Holger wieder einen besseren Liebhaber zu machen. Wenn es bei diesem „Lehrgang" zu ein paar Sauereien kommen sollte, würde Lisa das in Kauf nehmen. Außerdem war Anja schon die ganze Zeit sehr daran interessiert, Holgers riesigen Penis auszuprobieren, von dem Lisa so oft berichtet hatte.

Anja hatte sich daher den Rest der Woche krank gemeldet.
Lisa hatte Anja aber auch versprochen, sich in der Zwischenzeit selbst sexuell etwas auszutoben. Beide Frauen hatten sich vorgenommen, diese Woche noch eine Menge Spaß zu haben.

Nun war Lisa endlich mit dem Panieren der Schnitzel fertig. Sie schaute sich in der Küche um. Gerd war noch nicht da. Er würde wohl auch erst in einer Stunde dazu kommen. Marcel füllte gerade die fertig gekochte Pilzsauce um. Sonst war niemand zu sehen.
Lisa schaute Marcel wortlos zu, bis er fertig war. Dann ging sie mutig zu ihm hin und sprach ihn an.

„Ich weiß ja nicht, ob du eine Freundin hast. Aber es ist mir eigentlich auch egal. Ich wollte dich fragen, ob ich mal deinen Schwanz sehen darf. Ich bin gerade unheimlich geil..."

Marcel schaute sie erschrocken an. Mit so einer Anfrage hatte er überhaupt nicht gerechnet.

„Aber wir kennen uns doch erst seit gestern..." stammelte er verlegen.

„Also gefalle ich dir nicht?"

Marcel musterte sie von oben bis unten.

„Du siehst hammermäßig aus..."

Dann schaute er sich um. Als er niemanden erblickte, öffnete er hastig den Reißverschluss seiner Jeans-Hose.

Holger lag auf dem Sofa. Er war unheimlich müde und sein Schädel brummte. Vielleicht hätte er besser doch nicht den kompletten Rest aus der Aquavit-Flasche getrunken.

Doch dann verspürte Holger zwischen seinen Beinen ein sehr angenehmes Gefühl. Eine geschickte, nasse Zunge verwöhnte offenbar seine Eichel.
Gleichzeitig wurden seine Hoden von zärtlichen Fingern gekrault.
Dann rutschten zwei gierige Lippen langsam an seinem Glied herunter bis zu seinen Leisten.
Holgers Penis wurde zunächst und vorsichtig, aber dann immer fester und fordernder gesaugt.
Der noch sehr angeschlagene Mann genoss es einfach. Er wunderte sich zwar, dass Lisa im Augenblick so gierig war, wollte diesen wunderbaren Moment aber nicht mit einem Gespräch versauen.
Dann öffnete Holger langsam die Augen. Inzwischen war er stark erregt und wollte

sehen, wie sein Sperma in Lisas wunderschönes Gesicht spritzte.

Als sich seine Augen endlich an das Tageslicht gewöhnt hatten, konnte er sich nicht mehr zurück halten. In großen, schnellen Schüben verließ der Samen Holgers Penis.

Aber was Holger nun sah, hatte er überhaupt nicht erwartet. Zwischen seinen Beinen befand sich statt des Kopfes seiner blonden Frau der rothaarige Lockenkopf von Anja.
Sie saugte das Sperma bis auf den letzten Tropfen aus seiner Eichel. Danach stand sie einfach auf, nahm eine Kaffeetasse vom Couchtisch und ließ den Samen von ihren nassen roten Lippen da hineinlaufen.

Holger war zunächst völlig sprachlos. Er saß fast nackt auf dem Sofa und hatte seine Frau betrogen, ohne es bemerkt zu haben. Dann fasste er sich und versuchte, die Situation zu verstehen.

„Bist du bekloppt? Du bläst mir einfach einen? Ich bin der Mann deiner besten Freundin..."

Anja sagte nichts. Sie ging einfach mit der Tasse in der Hand aus dem Wohnzimmer in die Küche.

Holger stand auf und wollte ihr folgen. Er kam aber nicht weit. Schon nach etwa einem Meter wurde sein rechter Fuß schlagartig gestoppt.
Holger schaute nach untern und stellte fest, dass sich an seinem Fußgelenk eine Stahlschelle mit einem Schloss befand. Von dort aus führte eine inzwischen stramm gezogene Stahlkette in den Flur.

„Bist du irre? Was soll die Scheiße?" Er war total verwirrt.

Anja kam wieder ins Wohnzimmer. Sie setzte sich ganz ruhig in den Sessel, der auf der anderen Seite des Couch-Tisches stand.

„Setz' dich einfach mal hin und halt' dir Fresse. Dann erkläre ich es dir."

Holger wirkte völlig hilflos. Er setzte sich wieder aufs Sofa und schaute Anja an.

„Na also", sagte sie. „ist dir eigentlich klar, wie scheiße du Lisa schon seit Monaten behandelst. Sie heult mir jeden Tag was vor, dass du dich einfach nur hängen lässt. Du suchst dir keinen Job. Sie muss die ganze Zeit alleine ackern, damit ihr die Raten für eurer verkacktes, spießiges Reihenhaus zahlen könnt. Putzen und kochen machst du auch nicht, du faules Schwein. Aber der Hammer ist, dass du sie nicht mal vernünftig vögelst, wenn sie es mal braucht..."

„Na toll, und so was erzählt sie dir dann?"

„Klar, sonst hat sie ja keinen, der ihr zuhört.
Ich hab' ihr versprochen, dass ich das jetzt mal ändern werde."

Holger war erstaunt. „Du willst mir putzen und kochen beibringen und Bewerbungen für mich schreiben?"

„Nee, aber ich kümmer' mich darum, dass du sie wieder richtig durchfickst.
Wir haben für ein paar Tage unser Leben getauscht.
Lisa wohnt bei mir und lässt sich von jedem Penner durchknallen, den sie sich krallen kann und ich bleib' hier bei dir und bring deinen Schwanz auf Vordermann. Sie hat übrigens Recht. Er ist wirklich schön groß. Aber du musst ihn auch richtig benutzen."

Holger konnte noch nicht ganz glauben, was er gerade hörte. Sein Blick fiel auf die lehre Schnapsflasche auf dem Tisch.

„Du Fotze. Was hast du in die Flasche getan?"

„Zwei Packungen Schlaftabletten. Ich konnte ja nicht damit rechnen, dass du so ein versoffener Penner bist du schon

morgens eine halbe Pulle Schnaps
leertrinkst."

„Bist du bekloppt? Schnaps mit
Schlaftabletten? Ich hätte daran verrecken
können!"

„Jetzt stell dich nicht an wie ein Baby. Du
lebst doch noch.
Also es läuft jetzt so ab. Wir verbringen
hier ein paar Tage und machen so lange
schöne Sauereien, bis du es wieder drauf
hast. Ich bin hier aber nicht die
Haushaltstante. Putzen und Kochen gibt es
nicht. Essen gibt es vom Pizza-Taxi. Ich bin
nur fürs Ficken zuständig.
Deine Kette hängt am Treppengeländer und
reicht vom Sofa bis zum Klo. Den Schlüssel
habe ich nicht bei mir. Also vergiss es
einfach..."

Holger konnte immer weniger glauben, was
er da hörte. „Du hast echt ein Rad ab. Das
hier ist ein Reihenhaus. Links und rechts
wohnen direkt die Nachbarn. Ich muss nur

laut schreien und die rufen sofort die Bullen..."

Anja konnte er damit nicht erschrecken. „Ich weiß ja nicht, ob es das gerade mitbekommen hast, aber ich habe dir eben einen geblasen und deinen Schnodder in einer Tasse abgefüllt. Die steht jetzt im Kühlschrank.
Wenn du also jetzt so ein Theater veranstaltest, kippe ich mir dein Sperma auf die Muschi, lege mich auch an die Kette und sage der Polizei, dass du perverse Sau mich für Sexspiele angekettet und vergewaltigt hast...
Rate mal, wer dann die nächsten Tage im Knast verbringt.
Aber da kriegst du bestimmt auch geilen Sex, mit deinen Mitbewohnern oder den Wärtern oder so....."

Langsam merkte Holger, dass er in einer wirklich ausweglosen Lage war. „Wo hast du diesen Fesselkram überhaupt her?"

„Die Kette und die Vorhängeschlösser gibt es in jedem Baumarkt, aber für die Fußschelle war ich extra im Sexshop.

Jetzt entspann' dich etwas. Du wirst die Zeit schon noch genießen..."

Der Servierwagen war aus Edelstahl und glücklicherweise sehr stabil. Anja lag mit dem Rücken darauf. Ihre Bluse war geöffnet und die großen Brüste lagen frei. Ihr Rock war hochgeschoben und das Höschen hatte er ihr ausgezogen. Die Unterschenkel lagen auf Marcels Schultern, während er zustieß.

Immer wieder schob er sein hartes Glied tief in ihre Vagina. Bei den regelmäßigen Stößen rollte der Servierwagen im Takt jeweils ein paar Zentimeter vor und zurück. Marcel war, von der geöffneten Hose abgesehen, noch komplett bekleidet.

Lisas große Busen bewegten sich ebenfalls bei jedem Stoß mit. Sie stöhnte vor Erregung.

Marcel hatte einen hochroten Kopf und vergaß alles um sich herum.

Diese glattrasierte, nasse und warme Vagina und der hüpfende Busen dieser schönen, reifen Frau brachten ihn fast um den Verstand. Es war das Schönste, was er je erlebt hatte.

Beide waren so beschäftigt, dass sie nicht bemerkten, wie Gerd mit einer großen Kunststoffkiste voller Lebensmittel die Küche betrat
Er schaute ihnen kurz bei ihren Aktivitäten zu. Dann ging er zur Arbeitsplatte und ließ die Kiste aus fünf Zentimetern Höhe auf die Platte krachen.

Lisa und Marcel zuckten erschrocken, als sie den Knall hörten. Dann schauten beide etwas hilflos zu Gerd.

Gerd war ganz ruhig. „Macht ruhig weiter. Ich seh' euch gern dabei zu."

Lisa wollte jetzt aber mehr.
„Komm doch zu mir und gib mir deinen Schwanz auch noch", sagte sie fordernd zu Gerd.
Das ließ er sich nicht zweimal sagen. Er stellte sich von oben vor den Kopf der immer noch auf dem Rücken liegenden Lisa, öffnete seine Hose und zog seinen schon vor

Erregung etwas angeschwollenen, aber noch nicht richtig harten Penis heraus.

Lisa öffnete ihren Mund weit und Gerd hängte sein Glied einfach hinein.

Als Lisa begann, schmatzend und schlürfend an dem Penis zu saugen, erregte dieser Anblick Marcel so sehr, dass er nicht anders konnte, als wieder zuzustoßen. Er musste Lisas Hüfte mit beiden Händen festhalten, damit der Servierwagen dabei nicht von den Stößen durch die ganze Küche geschoben wurde.

Gerds Penis war inzwischen auch hart geworden. Auch er fing an, in Lisas Mundhöhle wild herumzustoßen. Seine Hoden drückten sich dabei so sehr gegen die Nasenlöcher der hemmungslosen Frau, dass sie gar nicht mehr atmen konnte, denn Gerds Penis versperrte ebenfalls den Atemweg.

Geschickt drückte Lisa ihre Zunge vor Gerds Eichel, bis er sein nassgelutschtes Glied ganz aus ihrem Mund zog. Jetzt konnte sie wieder Luft holen. Um Gerd jedoch weiterhin zu befriedigen, begann sie, seine Hoden mit ihrer Zunge zu verwöhnen.

Sie leckte über den ganz Hodensack und begann dann zärtlich, ihn zwischen ihre gierigen Lippen zu saugen und zu lutschen.

Gerd ließ sie einfach gewähren und genoss die Situation.

Marcel konnte sich nicht mehr zurückhalten. Seine Stöße wurden immer schneller und fester, bis er seinen Penis zwischen Lisas tropfnassen Schamlippen hervorzog und losspritzte. Sein Sperma schoss wie ein Springbrunnen aus der Eichel heraus und landete in großen Pfützen auf Lisas Oberschenkeln, Schamlippen und Klitoris. Aber auch der hochgeschobene Rock und die Brüste blieben nicht verschont. Auch dort landeten Tropfen des weißen Schleims.

Kurz darauf war auch Gerd soweit. Während Lisa nicht aufhörte, seinen kompletten Hodensack zärtlich, aber fordernd mit Zunge und Mund zu bearbeiten, wichste er gleichzeitig sein großes Glied bis zum Höhepunkt. Als er soweit war, trat er einen Schritt zurück, um besser zielen zu können.

Dann spritzte er seine gesamte Ladung einfach in Lisas Gesicht.

Beide Männer ließen dann von Lisa ab und betrachteten ihr Werk.

Lisa lag absolut befriedigt auf dem Servierwagen. Inzwischen war nicht nur ihr ganzer Körper sondern auch das komplette Gesicht, der Haaransatz und die Nickelbrille mir Samen besprenkelt.
Sie nahm die Brille ab und begann, die Spermaklekse genussvoll herunter zu lecken.

Mann lernt nie aus

Holger saß schlechtgelaunt auf seinem Sofa.
Ihm blieb nichts anderes übrig. Ansonsten
hätte er noch auf der Toilette oder auf dem
Fußboden sitzen können. Länger war die
Kette leider nicht. Inzwischen trug er einen
Jogginganzug, den Anja ihm gereicht hatte.

Die Getränkeauswahl, die sich auf seinem
Couch-Tisch befand, bestand aus einer
Tasse Kaffee, der inzwischen fast kalt
geworden war, und einer Flasche
Mineralwasser.
Außerdem lagen auf dem Tisch noch eine
Schachtel Zigaretten, ein Feuerzeug, ein
Aschenbecher und zwei leere Pizza-Kartons.

Anja kam aus dem Schlafzimmer. Sie trug
nur ein weißes, recht durchsichtige T-Shirt
und ein schwarzer Slip.

Holger musterte sie von oben bis unten.
Obwohl er sie für die Situation, in die sie in

gebracht hatte, hasste, musste er zugeben, dass er sie unglaublich anziehend fand. Das wunderschöne Gesicht mit den leuchtenden grünen Augen und die langen, gelockten feuerroten Haare wirkten auf ihn wie ein Magnet. Auch die Figur gefiel ihm unglaublich gut. Sie war noch etwas kurviger als seine Lisa. Obwohl sie offenbar versuchte, möglichst cool und gelangweilt zu wirken, waren ihre Brustwarzen doch so hart, dass Holger es durch das T-Shirt eindeutig erkennen konnte.

„OK, dann wollen wir mal sehen, wie gut du mit deiner Zunge umgehen kannst" meinte sie trocken, zog ihr Höschen etwas herunter und ließ es dann einfach zu Boden fallen.

Da das T-Shirt recht kurz war, konnte Holger direkt auf ihre blankrasierte Vagina sehen. Sie setzte sich zu Holger aufs Sofa und forderte ihn wortlos dazu auf, aktiv zu werden, indem sie ihre Beine spreizte und er tief zwischen ihre Schamlippen schauen konnte.

Holger wollte jetzt nicht weiter darüber nachdenken, ob sein Verhalten für Ehemann irgendwie unmoralisch war. Wenn Anja diese „Fortbildungsmaßnahme" mit Lisa wirklich abgesprochen hatte und Lisa sich wirklich mit anderen Kerlen vergnügte, gab es für Holger überhaupt keinen Grund mehr, sich zurückzuhalten.

Er kniete sich wortlos zwischen Anjas Beine, drückte ihre Oberschenkel mit beiden Händen noch weiter auseinander und begann vorsichtig, seine Zungenspitze zwischen ihren Schamlippen zu versenken. Er schob sie so tief er konnte, in Anja hinein, musste aber sofort Kritik einstecken.

„Hör auf, du Idiot. Ich bin doch noch gar nicht richtig geil.
Spiel erst mal mit meinem Kitzler rum."

Innerlich musste Holger sogar zugeben, dass Anja Recht hatte. Ihre Schamlippen waren noch gar nicht richtig nass.
Ohne zu antworten, ließ er daher seine Zunge zu ihrer Klitoris wandern. Dort begann er, diese mit kreisförmigen

Bewegungen der Zungenspitze zu
stimulieren.

Anja begann nach kurzer Zeit, leicht zu
stöhnen.

„Ja, so ist es geil. Hör bloß nicht auf."

Holger leckte weiter und merkte, wie Anja
immer feuchter im Schritt wurde. Dann
nahm er seine Finger zur Hilfe. Er schleckte
vorsichtig weiter über ihre Klitoris und
schob Anja langsam seinen Mittelfinger
zwischen die Schamlippen.
Als sie darauf mit einem erregten Zucken
reagierte, steckte er noch seinen
Zeigefinger dazu und begann, mit beiden
Fingern zuzustoßen.

Nach kurzer Zeit wurde Anjas Stöhnen
immer lauter.
„Fick mich endlich durch", rief sie mit einem
Befehlston, der keinen Widerspruch
duldete.
Holger gehorchte natürlich sofort. Er
konnte sich in diesem Moment nicht

Schöneres vorstellen, als dieser tollen Frau, in deren klitschnasser Vagina er gerade seine Finger hatte, den Rest zu geben.

Er zog seine glitschigen Finger heraus und rammte seine pulsierende Eichel zwischen Anjas vor Nässe glänzende Schenkel. Sie schrie laut auf.
Holger konnte sich jetzt nicht mehr beherrschen. Er stieß immer und immer wieder zu bis der Samen mit hohem Druck aus seinem Penis schoss.
Anja wurde ganz ruhig. Sie schaute ihn zufrieden an und sagte „gar nicht so schlecht für den Anfang."

Holger zog sein Glied heraus und sah geduldig zu, wie sein Sperma langsam zwischen ihren Schamlippen herausfloss und auf das Sofa tropfte.

www.ingramcontent.com/pod-product-compliance
Lightning Source LLC
Chambersburg PA
CBHW070344290526
45791CB00003B/1464